rienne de Boismont.

T 34

# DES PREMIERS SECOURS

## A DONNER

## AUX PERSONNES ATTEINTES

### DU

# CHOLÉRA-MORBUS,

## ET DES MOYENS PRÉSERVATIFS.

PAR A. BRIERRE DE BOISMONT,

L'UN DES DEUX PREMIERS MÉDECINS ENVOYÉS EN POLOGNE
POUR ÉTUDIER LE CHOLÉRA-MORBUS,

DOCTEUR EN MÉDECINE DE LA FACULTÉ DE PARIS, CHEVALIER DES ORDRES
DE LA LÉGION D'HONNEUR ET DU MÉRITE MILITAIRE DE POLOGNE, MEMBRE
DU COMITÉ CENTRAL DE VARSOVIE, DE LA COMMISSION SANITAIRE DU
QUARTIER DE LA BANQUE DE FRANCE, DE LA SOCIÉTÉ LIBRE D'ÉMULA-
TION DE ROUEN, ETC., ETC.

**Prix : 25 centimes.**

PARIS,

CHEZ GERMER BAILLIÈRE, LIBRAIRE,
RUE DE L'ÉCOLE DE MÉDECINE, N° 13 BIS,

ET CHEZ TOUS LES MARCHANDS DE NOUVEAUTÉS.

1832.

# DES PREMIERS SECOURS

## A DONNER

# AUX PERSONNES ATTEINTES

## DU

# CHOLÉRA-MORBUS.

———

Depuis quelque temps la crainte de l'invasion du choléra-morbus s'était généralement répandue dans Paris. Le public avait compris qu'une maladie qui avait exercé des ravages dans tant d'endroits différents, ne devait pas plus épargner la France que les autres pays. Les malades qui viennent d'être transportés à l'Hôtel-Dieu ne laissent plus aucun doute sur l'apparition du fléau parmi nous. Dans de semblables circonstances, il est du devoir d'un homme honoré de la confiance de ses concitoyens, et qui a le premier observé le choléra en Pologne, et le premier aussi écrit sur cette grande épidémie (1), de répondre à leur appel en leur faisant connaître les résultats de sa faible expérience. Mon travail comprendra trois parties : dans la première, je tracerai les précautions hygiéniques qui diminuent les dangers de la maladie; dans la seconde, j'énumérerai rapidement les symptômes

_____

(1) *Relation historique et médicale du choléra-morbus de Pologne*; prix 5 fr., à Paris, chez Germer Baillière, libraire, rue de l'École de Médecine.

qui annoncent le choléra ; dans la troisième enfin , j'indique-
rai les premiers secours à donner aux malades en attendant
les secours du médecin.

## Précautions hygiéniques.

L'habitation exerçant une grande influence sur le développement du choléra , il faut s'occuper de choisir un local
convenable , ou au moins d'assainir celui qu'on est forcé
d'habiter. Les quartiers neufs , élevés , qui ne sont pas entou-
rés de rues étroites , malsaines , d'établissements insalubres,
doivent avoir la préférence sur tous les autres. Les rez-de-
chaussée, les entresols , et les premiers étages, généralement
mal aérés , ne doivent être habités que lorsqu'on ne peut
faire autrement. Les étages supérieurs, bien percés, bien
exposés , et bien ventilés, offrent toutes les garanties désira-
bles. Les chambres à coucher méritent une attention parti-
culière. On est dans l'habitude, en France, de placer le lit
dans une alcove étroite, qu'on masque encore sous d'épais
rideaux ; les miasmes qui se dégagent par la respiration
sont évalués à environ cent cinquante litres d'acide carboni-
que par jour : si deux individus sont réunis dans la même
chambre, la proportion devient considérable ; elle l'est beaucoup plus encore, si les enfants couchent avec les parents,
ainsi qu'il arrive fréquemment. Nous regardons les alcoves
comme pernicieuses, et nous ne balançons pas à les pros-
crire. Si la disposition des appartements ne permet point de
les détruire , nous conseillons de tirer le lit au milieu de la
chambre pendant toute la nuit. Les croisées seront ouvertes
quelques heures par jour, et sur la commode, on placera un
vase dans lequel on mettra de l'eau chlorurée (1).

(1) *Eau chlorurée*. Prenez : chlorure de chaux sec, une once ; eau, un
litre. On verse sur le chlorure de chaux une petite quantité d'eau pour

Nous ne parlons point de la propreté avec laquelle doit être tenue chaque maison ; ce besoin est généralement senti : nous engageons seulement à ne pas garder trop long-temps le linge sale dans les armoires. Mais nous appelons spécialement l'attention des habitants sur l'état des plombs, des fosses d'aisance et des puits, sur les lieux où l'on élève les animaux, sur l'enlèvement des fumiers, des immondices, sur le pavage des cours, des allées, et sur la propreté du devant des maisons.

La nourriture réclame une attention spéciale :

Aliments sains, d'une digestion facile, en quantité suffisante pour apaiser la faim, mais pas assez grande pour déterminer une pesanteur de l'estomac, les indigestions étant presque toujours mortelles ; voilà le premier précepte. Abstinence complète des fruits et des légumes crus, des aliments épicés, gras, difficiles à digérer, faciles à se corrompre ou déjà corrompus, tels que choux, choucroute, concombres, salades, viandes fumées, viandes et poissons salés, fromages, champignons, truffes, pain mal cuit, soupes aux choux, bierre tournée, mal préparée, très récente, forte, de l'eau-de-vie, du punch, des liqueurs, et en général, de toutes choses, quelque bonnes qu'elles soient, que l'estomac ne peut digérer : second précepte.

A ces deux premières règles on peut ajouter quelques instructions utiles : dans les repas, il faut, autant que possible, rester sur son appétit, faciliter les digestions, si elles sont longues, par un verre d'eau sucrée, avec de la fleur d'oranger,

l'amener à l'état pâteux, puis on le délaie dans la quantité d'eau indiquée. On tire la liqueur à clair, et on la conserve dans des vases de verre ou de grès bien fermés. On peut aussi employer avec avantage l'eau chlorurée préparée avec le chlorure d'oxyde de sodium, en mettant une once de chlorure dans dix à douze onces d'eau.

une tasse de thé, un verre de bon vin de Bourgogne, ou simplement quelques morceaux de sucre : on ne doit point sortir de chez soi à jeun, il faut toujours prendre quelque chose de chaud, soit une tasse de chocolat, de thé, soit une tasse de café.

L'influence des variations atmosphériques sur la santé a été signalée de tout temps ; peut-être est-elle encore plus remarquable pendant les épidémies de choléra ; aussi conseillons-nous de se vêtir chaudement, de porter des caleçons, une ceinture et un gilet de flanelle sur la peau ; on aura soin de ne pas garder sur soi les habits, les bottes et les souliers mouillés.

La suppression de la transpiration étant une des causes occasionelles les plus puissantes dans le développement du choléra, il ne suffit pas de bien se couvrir, il faut encore éviter toutes les circonstances qui pourraient favoriser l'action de cette cause. Ainsi l'on ne sortira ni le matin, ni le soir ; on évitera dans ses promenades le voisinage des eaux et des endroits humides ; il est inutile de dire qu'il ne faut pas diriger ses pas du côté des quartiers malsains ou infectés par le choléra. Si l'on est très échauffé par une course rapide ou une marche longue, on se refroidira lentement, sur-tout si l'on entre dans un lieu vaste et frais, comme une église, etc. ; on conçoit également que, lorsque le corps est ainsi échauffé, il faut s'abstenir de glaces et de boissons froides.

On se lavera souvent les pieds à l'eau chaude ; on portera des claques, des soques, des sabots ou des galoches, lorsqu'on sera obligé de séjourner dans le froid ou l'humidité ; en un mot, on se chaussera de manière que les pieds soient à l'abri du froid et de l'humidité.

Beaucoup de personnes, sur-tout dans la classe peu fortunée, ont la mauvaise habitude, en se couchant et plus encore en se levant, de poser les pieds nus sur le sol froid, et même d'y marcher. On ne saurait trop blâmer cet usage, qui deviendrait particulièrement dangereux pendant que le choléra régnerait. C'est encore dans la crainte de refroidissement, qu'en été même, il faudra s'abstenir de coucher les croisées ouvertes. On maintiendra aussi dans les habitations une chaleur tempérée : car les chambres trop chaudes rendent les individus qui les habitent plus impressionnables au froid auquel ils peuvent être exposés en sortant.

C'est par la même raison qu'il conviendra, autant que possible, de ne point passer une partie de la nuit dans les promenades, les assemblées, les cafés, les estaminets, les cabarets, et sur-tout lorsque les nuits sont froides et humides.

La propreté a toujours été considérée comme le plus sûr gardien de la santé ; elle est sur-tout utile dans cette circonstance ; le linge blanc est indispensable ; on se lavera tous les matins avec soin, et une ou deux fois par semaine on ira au bain. Ce moyen était d'un usage presque général à Varsovie, et toutes les personnes qui y ont eu recours, s'en sont fort bien trouvées.

Les frictions sèches conviennent beaucoup. Il est facile de les administrer en se frottant ou se faisant frotter le soir, ou mieux encore le matin et le soir, le tronc, les bras, les cuisses et les jambes, pendant un quart-d'heure, avec une brosse douce ou avec une étoffe de laine.

Si les excès ont été notés, dans tous les temps, comme une des causes les plus favorables aux maladies, leur action doit certainement s'exercer d'une manière plus marquée dans les épidémies. La débauche, l'ivrognerie, sont, pour ainsi dire, foudroyées par le choléra. User avec modération, ne pas abuser, sous peine de mort, voilà le précepte important. On nous comprendrait mal, si l'on s'imaginait qu'il faut, dans ces temps de malheurs, s'imposer une foule de privations. Tous ceux qui ont des habitudes réglées, un genre de vie modéré, ne doivent point changer leur manière d'être, seulement, ils la modifieront plus ou moins, d'après les règles que nous venons de donner. Nos avis ne s'adressent qu'aux personnes qui ne tiennent aucun compte des lois hygiéniques, et qui font de l'art de bien vivre leur unique occupation.

Jusqu'ici, nous n'avons appelé l'attention que sur les agents matériels de l'existence; disons quelques mots des passions, et principalement de celles qui oppressent douloureusement l'âme : la peur est celle dont l'influence est la plus marquée; on se soustrait difficilement à son empire; mais elle n'est dangereuse qu'autant qu'elle est excessive. On pourrait paralyser son action par des réunions agréables, des parties de campagne, des soirées, des lectures gaies, amusantes, et beaucoup d'autres divertissements. Nous recommandons surtout de ne point s'entretenir de la maladie, de ne pas lire ce qu'on en rapporte, et de chercher, en un mot, autant que possible, à en bannir le souvenir de son esprit.

Une épidémie dont les suites sont si rapides et si funestes, devrait faire admettre avec empressement les recettes qu'on croyait propres à s'en garantir. Sans attribuer au moyen suivant une confiance que l'évènement pourrait bien ne pas justifier, nous engageons les personnes qui mènent une vie réglée, qui ne font point d'excès, à porter sur elles un flacon composé de parties égales de chlorure de chaux, de vinaigre aromatique, et de six à sept grains de camphre. En sortant, on en versera quelques gouttes dans un mouchoir, et on l'approchera de son nez dans les lieux infects, malpropres ou suspects.

Si les devoirs du médecin l'obligent à vivre au milieu des maladies épidémiques, il n'en est point ainsi de l'homme du monde, qui doit, au contraire, éviter les foyers d'infection, parce que l'habitude n'ayant point modifié son organisation comme celle du médecin, le péril auquel il s'exposerait serait plus inévitable. Les liens sacrés de la famille et de l'amitié lui imposent-ils la nécessité de soigner des malades ou de leur donner des consolations, il commencera par respirer quelques gouttes de la liqueur dont nous avons parlé plus haut; il évitera soigneusement de sentir l'haleine du patient et l'odeur de son lit quand on le découvre; il fera de suite enlever les déjections, de quelque nature qu'elles soient.

L'hygiène privée se lie à une autre branche non moins importante; je veux parler de l'hygiène publique. Ainsi, il ne faut pas seulement songer à aérer les chambres à coucher, mais il faut maintenir encore, dans le meilleur état possible de salubrité, les maisons et leurs dépendances.

Ainsi, il faut avoir grand soin des plombs et des latrines, qu'on nettoyera au moins une fois par jour avec de l'eau chlorurée ou avec de l'eau. On fera bien de tenir constamment bouchées par un tampon les ouvertures des tuyaux en plomb ou en fonte qui communiquent aux pierres à laver ou aux cuvettes extérieures, et de ne les déboucher qu'au moment de s'en servir. Chacun devra veiller à ce que les eaux ménagères soient vidées au fur et à mesure de leur production; on ne les laissera pas séjourner entre les pavés des cours ou allées; il faudra qu'elles s'écoulent rapidement par le ruisseau ou la gargouille qui les conduit dans la rue; il faudrait même favoriser cet écoulement par un lavage à grande eau, si la pente n'était pas assez rapide.

Les vitres devront être nettoyées au moins une fois par semaine; car l'action de la lumière est nécessaire à la santé de l'homme.

Les fumiers, les excréments, les débris d'animaux et de végétaux réclament beaucoup d'attention. On devra en conséquence empêcher leur accumulation, en les fesant enlever le plus souvent possible.

On se débarrassera des animaux domestiques inutiles. On s'abstiendra d'élever des porcs, des lapins, des poules, ou de nourrir des pigeons dans des lieux resserrés ou dans des cours peu spacieuses et qui n'ont pas d'air.

Les habitants des maisons, particulièrement dans les quartiers populeux, devraient, à cet égard, se surveiller mutuellement. Ils devraient en outre contribuer chacun pour sa part à la propreté des rues, sur-tout lorsqu'elles sont étroites. Il y va de l'intérêt de tous. Si l'épidémie n'est pas très meurtrière, nous pensons qu'il ne faut pas fermer les églises, les cafés, ni les spectacles. Ces mesures, en les supposant bonnes, ont le grave inconvénient d'effrayer les habitants, et d'ôter aux uns les consolations de la religion, et aux autres les plaisirs qui font perdre de vue la maladie. L'exemple de Varsovie doit, dans ce cas comme dans beaucoup d'autres, nous servir de modèle. Dans les premiers moments de l'apparition du mal, on voulut recourir à ces diverses précautions; plusieurs à, nos confrères se joignirent à nous pour s'y opposer; nous arrêtâmes seulement que les églises ne seraient point ouvertes de trop bonne heure, et qu'on les fermerait avant la nuit. Les cafés continuèrent d'être fréquentés; celui de M. Chovot était sans cesse rempli de monde; les théâtres jouaient tous les jours; les fêtes publiques ne furent point interrompues; deux cérémonies majestueuses eurent lieu, l'une au jardin Krasincky et au palais de Saxe; elles réunirent une foule immense; la Fête-Dieu fut célébrée avec la pompe d'usage, et, dans aucune de ces circonstances, on ne remarqua que le nombre des malades devînt plus considérable. Un pareil fait est sans doute bien rassurant. Toutefois, il est certaines précautions dont l'utilité ne saurait être contestée. Les directeurs de spectacles multiplieront les moyens de ventilation; ils pourront, pendant le cours des représentations, placer, dans les différentes parties de la salle, des vases contenant de l'eau chlorurée. Les propriétaires de cafés, d'estaminets, de tabagies, useront des mêmes moyens. La maladie exerçant surtout ses ravages pendant l'été, les habitants des villes, au lieu de s'entasser dans des endroits fermés et étroits, choisiront, pour but de leurs promenades, les lieux élevés où les bals et les cafés sont en plein air. A Paris, les environs de Montmartre, de Belleville, etc., seraient très convenables; beaucoup d'autres lieux peuvent également réunir les mêmes avantages. Les personnes religieuses, qui fréquentent les églises, éviteront, autant que possible, d'y aller à jeun; elles devront se garantir de l'humidité des pieds, et auront soin sur-tout de n'y pas rester trop long-temps. Dans le cas d'inhumation, les parents seuls devront être admis dans l'enceinte de l'église. L'enterrement se fera sans appareil et sans bruit.

Les eaux ont une grande influence sur l'économie animale : nous avons souvent vu coïncider l'apparition du choléra avec l'ingestion des boissons bourbeuses, malpropres. On remédierait facilement à cet inconvénient en multipliant le nombre des fontaines et principalement des bornes-fontaines.

Les boissons exigent la plus grande attention. Il ne faut se désaltérer que lorsque l'on a cessé de transpirer. L'eau devra être claire; l'eau filtrée est préférable à toute autre. Il faut l'aiguiser avec un peu de vinaigre ou d'eau-de-vie. L'eau rougie, c'est-à-dire l'eau à laquelle on aura ajouté un peu de bon vin, convient également. Nous n'avons pas besoin de dire que rien n'est pernicieux comme l'abus des liqueurs fortes.

### *Symptômes du choléra-morbus.*

L'attaque du choléra est souvent rapide et violente ; mais, dans un grand nombre de cas, elle s'annonce par des *symp-*

tômes *précurseurs* dont la connaissance est d'une importance extrême, puisqu'à cette époque les secours de la médecine parviennent à sauver un grand nombre de malades. Ces signes sont : un sentiment de gêne, de malaise, une sensibilité exagérée, une douleur plus ou moins vive autour de l'ombilic, et souvent une diarrhée simple, quelquefois blanchâtre, avec ou sans nausées. Il n'est pas rare d'observer une sorte de tremblement, de la faiblesse, des tintements d'oreille, des vertiges, des éblouissements et de la pesanteur, et même de la douleur dans la tête. Le pouls est accéléré et faible, la peau humide et plus froide que de coutume. Ces symptômes, ou seulement quelques-uns d'entre eux, peuvent durer plusieurs heures et même un jour ou deux.

A ces signes précurseurs succèdent les évacuations alvines blanchâtres, d'autres fois incolores, puis les vomissements, qui ont la plus grande ressemblance avec les selles. Les crampes s'observent fréquemment trois ou quatre heures avant le début de la maladie : elles affectent le plus ordinairement les membres supérieurs et inférieurs. De tous les symptômes du choléra, il n'en est point de plus invariable que la chute subite du pouls. L'altération de la face n'est pas moins remarquable : elle prend l'aspect hippocratique et se colore en violet, en bleu plus ou moins foncé. Cette coloration a également lieu aux bras, aux mains et aux jambes. Un phénomène non moins constant est la sensation de froid : si vous touchez les extrémités du patient, vous les trouvez comme glacées, la langue elle-même est sensiblement froide. L'air expiré présente quelquefois les mêmes conditions. Cette sensation, qui frappe les assistants, est presque toujours méconnue par le malade, qui se plaint, au contraire, d'une chaleur extrême. Il ressent une forte chaleur à l'épigastre ; quelquefois cette sensation est comparable à une brûlure ; il demande continuellement à boire, et désire sur-tout les boissons froides. L'excrétion de l'urine est nulle ; la voix subit un changement singulier : elle devient faible, rauque, à peine peut-on l'entendre ; la respiration est souvent gênée. Au milieu de ces grands désordres, la raison se conserve intacte : le patient répond juste aux questions qu'on lui adresse, et ce n'est que vers la fin de la maladie qu'il paraît plongé dans une espèce de coma. Dans les derniers moments, le corps se couvre souvent d'une sueur froide et visqueuse.

Ces divers symptômes, précurseurs ou caractéristiques, ne se présentent pas toujours dans l'ordre suivant lequel ils viennent d'être tracés. Ils ne se montrent pas non plus tous chez chaque malade.

Quoi qu'il en soit, lorsque plusieurs d'entre eux se manifestent, il faut appeler de suite un médecin.

### Des premiers secours à donner avant l'arrivée du médecin.

Dès qu'une personne présente quelques-uns des symptômes que nous venons d'exposer, il faut s'occuper de rappeler la chaleur à l'extérieur, et de faire cesser la concentration qui a lieu vers les organes internes. Dans ce but, on fera prendre des boissons chaudes, adoucissantes ou aromatiques, suivant les cas ; elles consisteront en une tasse de décoction de riz, d'orge, ou d'infusion bien chaude de feuilles de menthe poivrée, de mélisse, et mieux encore de thé, tous les quarts d'heure, ou toutes les demi-heures ; l'action de ces boissons sera augmentée par trois ou quatre gouttes d'ammoniaque liquide, administrées dans une tasse d'infusion, toutes les trois heures, ou par douze ou quinze gouttes de liqueur ammoniacale anisée et camphrée, dans une cuillerée à bouche d'eau gommée. On placera le malade entre deux couvertures de laine, préalablement chauffées, et l'on promènera sur toute la surface du corps, à travers la couverture, des fers à repasser chauds. On fera des frictions sur la région précordiale, sur les bras, sur les jambes et les cuisses, avec des flanelles imbibées d'alcoolat de lavande ou de romarin. Il sera bon, en même temps, de promener sur les pieds, les mains et le ventre, des sinapismes de farine de graine de moutarde. Les frictions devront, autant que faire se pourra, être pratiquées par deux personnes dont chacune frottera en même temps une moitié du corps, en ayant toujours grand soin de découvrir le moins possible le malade.

Les bains de vapeur ont été employés avec succès dans plusieurs lieux, mais on était obligé de déplacer les malades, ce qui entraînait de bien graves inconvénients. Nous avons maintenant des appareils qui permettent de faire arriver la vapeur dans le lit du malade. Les bains peuvent être simples; on peut aussi les administrer vinaigrés ou camphrés; on fait alors dissoudre deux gros de camphre dans une suffisante quantité d'esprit-de-vin pour une pinte de vinaigre. Ces bains doivent durer de huit à dix minutes.

On laisse le malade en repos, si une transpiration modérée s'est établie. Dans le cas contraire, on continue les frictions, toujours entre les couvertures, jusqu'à l'arrivée du médecin.

Quoique ces divers moyens doivent être mis en usage le plus promptement possible, il faudra cependant les administrer avec ordre, et sans trop de précipitation. Il conviendra, toutes les fois qu'on le pourra, de placer le malade dans une pièce séparée de celles qu'habitent les autres membres de sa famille.

La convalescence exige des précautions que le médecin devra indiquer, car si elle est quelquefois rapide, elle est, dans d'autres cas, longue et pénible. Les rechutes ne sont pas très communes; cependant elles ont lieu quelquefois. Presque toujours elles paraissent dues à des imprudences. Un homme d'environ cinquante ans tombe malade à Varsovie du choléra; guéri par les soins du docteur Enoch, il fait un repas copieux; les symptômes de la maladie se montrent pour la seconde fois; un régime sévère calma tous les accidents, et le retour à la santé fut parfait.

Mais sur-tout n'oublions pas que dans cette terrible maladie, il faut administrer les secours dès le début : sa marche est si rapide, qu'au bout de quelques heures il est souvent trop tard. Aussi on ne doit pas hésiter un seul instant à faire venir le médecin, lorsque, dans une épidémie de choléra, on éprouve le plus léger malaise, de la faiblesse, des étourdissements, une simple diarrhée; c'est une question de vie et de mort.

Pour de plus amples détails, on pourra consulter notre RELATION HISTORIQUE ET MÉDICALE DU CHOLÉRA-MORBUS DE POLOGNE, qui se trouve chez tous les Libraires.

FIN.

IMPRIMERIE D'HIPPOLYTE TILLIARD,
RUE DE LA HARPE, N° 88.